Dieta alcalina

Cómo perder peso con la dieta alcalina

(Recetas para Adelgazar)

Zoe Agua

<u>TÉRMINOS Y CONDICIONES</u>

Ninguna parte de este libro puede ser transmitida o reproducida en cualquier medio, ya sea electrónico, impreso, escaneado, fotocopias, grabación o mecánico, sin el permiso previo por escrito del autor. Toda la información, las ideas y las guías tienen fines únicamente educativos. El autor ha hecho su mejor esfuerzo por asegurarse de la máxima precisión del contenido que se proporciona en el libro; se aconseja a los lectores seguir las instrucciones bajo su propio riesgo. El autor de este libro no podrá ser responsabilizado por cualquier daño accidental, personal o incluso comercial causado por la representación errónea de la información que se proporciona en el libro. Se aconseja a los lectores buscar ayuda profesional en caso de necesitarla.

ÍNDICE

Capítulo 1 – Dieta Alcalina

Este libro contiene:

Recetas para desayunos alcalinos
Recetas para almuerzos alcalinos
Recetas para cenas alcalinas
Bocadillos alcalinos para merendar
Recetas para postres alcalinos

Los cocineros que han participado en las recetas tienen larga experiencia en dejar a los comensales muy satisfechos en cuanto a paladar se refiere.

Desde aquí mi más sincero agradecimiento para ellos!

Sándwich De Aguacate Legendario

Necesitarás

- 200 g de semillas de girasol
- Tus especias preferidas
- 2 cucharadas de aceite de oliva extra virgen prensado en frío
- 200 g de semillas de linaza
- 1/2 a 1 aguacate maduro
- 1 dientes de ajo
- Sal marina y pimienta al gusto
- 1 cucharadas de aceite de oliva extra virgen prensado en frío

Cómo prepararlo

1. Primero, reúne todos los ingredientes.
2. Es recomendable hacer la baguette un día antes de que

prepares este bocadillo, más o menos.

3. Ahora, para el pan, pon a remojar las semillas de girasol y después tritura las semillas de linaza.

4. El paso más importante está cerca; concéntrate.

5. Mezcla las semillas junto con el aceite y las especias que tienes y forma pequeños trozos de pan.

6. Solamente falta hacer una cosa.

7. Coloca el pan en un deshidratador de alimentos durante la noche a 42 ºC (105ºF).

8. Para el untable, simplemente mezcla el aguacate con el aceite

y el ajo y sazona con sal y pimienta.

9. ¡Misión cumplida! Adelante; pruébalo.

Necesitarás

- Sopa de verduras
- Jengibre (opcional)
- 1/2 taza pequeña de pak choi
- 1 cebollas
- 500 g de fideos soba
- Sal marina y pimienta al gusto
- 1 diente de ajo
- 1 paquete de tofu firme extra
- 2 pimientos verdes o rojos
- 1 a 2 tazas pequeñas de brotes de soja

Método:

1. Primero, reúne todos los ingredientes.
2. Cortar el tofu en piezas de tamaño aproximado de un

bocado y saltearlo en una taza con sopa de verduras durante un par de minutos; reservar.

3. El paso más importante está cerca; concéntrate.

4. Fríe en un sartén el pimiento, la cebolla, el pak choi, el ajo y los brotes de soja troceados durante aproximadamente siete minutos.

5. Solamente falta un paso;

6. Agrega los fideos y el tofu, sazona con pimienta, sal marina y jengibre y mezcla completamente.

7. Sírvelo caliente y disfrútalo

8. ¡Misión cumplida! Adelante; pruébalo.

Batido Místico De Proteína Natural

Necesitarás:

- 2 cucharaditas de polvo de jengibre
- 1 a 2 cucharadas de aceite de coco
- 1/2 a 1 taza de brotes de soja
- 1/2 a 1 taza de hojas de col rizada
- 2 a 3 plátanos
- 1 a 2 cucharadas de semillas de chía
- El zumo de 1 limones
- 2 tazas de leche de almendra orgánica fresca
- 1/2 taza de cacahuetes
- 1/2 taza de agua filtrada

Método de preparación:

1. Primero, reúne todos los ingredientes.
2. Colócalos en una licuadora, licúalos bien y disfruta.
3. ¡Misión cumplida! Adelante; pruébalo.

Porciones: 1

Revuelto Fantástico De Remolacha

Ingredientes:

- Sal marina y pimienta fresca
- 1/2 a 1 puerro con tallo en rebanadas
- 1 cucharadas de perejil fresco y en trozos
- 3 cucharadas de aceite de oliva extra virgen prensado en frío
- 1 a 2 cucharadas de romero
- 1/2 cucharada de cebolletas frescas y en trozos
- 2 remolachas grandes

Instrucciones:

1. Primero, reúne todos los ingredientes.

2. Lava las remolachas, pélalas y córtalas a la mitad; después córtalas en rebanadas delgadas.

3. Ahora podemos pasar al siguiente paso, el más importante.

4. Coloca aceite de oliva en un sartén, caliéntalo y cocina a fuego lento suavemente la remolacha y el romero durante aproximadamente 15 minutos, revolviendo ocasionalmente.

5. Solamente falta hacer una cosa.

6. Coloca los puerros en el sartén, mézclalos, agrega 3 cucharadas de agua, pon la tapa y cocina durante 8 minutos más hasta que la remolacha esté casi lista.

7. Agrega el perejil y las cebolletas, mezcla bien y sazona con sal y pimienta.

8. ¡Misión cumplida! Adelante; pruébalo.

Sopa Tipo Chowder Asombrosa De Coliflor Y Albahaca

Necesitarás:

- 1 a 2 tazas de ramilletes de coliflor arco iris, cortados en pequeñas piezas del tamaño de un bocado
- 1/2 cebolla dulce maui mediana o cebolla amarilla en trozos pequeños
- 6-7 hojas de albahaca grandes y frescas, más seis adicionales ralladas para la cobertura
- Aceite de oliva extra virgen
- Sal y pimienta
- 1 a 2 tazas o 3 patatas rojas orgánicas medianas en cubos pequeños

- 5 tazones
- 2 tazas o una cabeza mediana de coliflor blanca (en piezas pequeñas)
- 2 cucharaditas de aceite de coco
- 3 tazas de agua filtrada
- 1/2 cucharadita de sal marina

Instrucciones:

1. Reúne todos los ingredientes en un lugar
2. En un sartén grande o mediano, saltea la cebolla en aceite de coco hasta que esté suave y traslúcida; después, agrega agua, sal marina y las patatas.
3. Hierve lo anterior y baja el fuego, cubre el sartén y cocina

a fuego bajo durante seis minutos.

4. Mientras tanto, prepara la vaporera con la coliflor arco iris agregando ocho hojas de albahaca fresca a la canasta de la vaporera.

5. Ahora podemos pasar al siguiente paso, el más importante.

6. Hierve el agua y permite que se cocine al vapor durante 10 minutos o hasta que esté suave cuando se pica con un tenedor, pero sin que esté demasiado suave; después reserva.

7. Ahora mezcla los ramilletes de coliflor blanca crudos con la mezcla de patatas y cebolla y hierve otra vez, reemplaza la

tapa y reduce el fuego para cocer a fuego lento durante 5 minutos hasta que la coliflor esté blanda.

8. Coloca 1/2 de esta mezcla en una licuadora y licúala cuidadosamente hasta que esté suave cremosa.

9. Colócala de nuevo en el sartén y mézclala con el resto de la mezcla.

10. Retira las hojas de albahaca de la canasta de la vaporera y, con cuidado, agrega la coliflor arco íris al vapor a la mezcla chowder cremosa para cubrirla.

11. Solamente falta hacer una cosa.

12.   Verifica la sazón o sírvelo con la sal y pimienta sobre la mesa para que tus invitados lo sazonen.

13.   Rocía aceite de oliva extra virgen y agrega albahaca en trozos encima.

14.   ¡Misión cumplida! Adelante; pruébalo.

Pasta Suprema Con Una Increíble Salsa Picante De Berenjena

Ingredientes:

- 1/2 a 1 pizca de pimienta de cayena
- Un poco de aceite de oliva extra virgen prensado en frío.
- 2 dientes de ajo
- 2 pimientos picantes
- 1/2 a 1 pimientos rojos frescos
- 1 a 2 cebollas de tamaño mediano
- 1 a 2 manojos de albahaca fresca
- 1/2 cucharadita de sal marina orgánica
- 6 oz. de pasta de espelta

- 1/2 taza de caldo de verduras sin levadura
- 2 berenjenas frescas

Método de preparación:

1. Primero, reúne todos los ingredientes.
2. Cocina la pasta siguiento el método de preparación que se indica en el empaque del producto.
3. Corta en cubos la berenjena y el pimiento rojo, y corta finamente la cebolla, el ajo, el pimiento picante y la albahaca.
4. El paso más importante está cerca; concéntrate.
5. Calienta el aceite de oliva en un sartén pequeño y saltea las

cebollas y el ajo durante pocos minutos.

6. Ahora, agrega la berenjena, el pimiento picante y el pimiento rojo en cubos y fríelos revolviendo durante otros siete minutos.

7. Disuelve el caldo de verduras en una taza de agua, agrégalo al sartén y coce a fuego lento durante unos 12 minutos.

8. Solamente falta un paso;

9. Agrega la albahaca y sazona con sal y pimienta.

10. Vierte la salsa sobre la pasta ya cocinada y saboréala.

11. Siente el aroma y sírvela.

Dip Perezoso De Espinaca Y Aguacate

Necesitarás:

- 1/2 pimientos picantes
- 1 tazas de eneldo
- 100 g de espinaca fresca
- 1/2 aguacate
- 1 taza de perejil
- 1/2 a 1 diente de ajo
- Sal marina y pimienta al gusto
- 2 cucharadas de salsa Tahini

Método de preparación:

1. Primero, reúne todos los ingredientes.
2. Coloca los ingredientes en una licuadora y licúalos hasta que estén suaves y cremosos.

3. Agrega sal y pimienta al gusto.

4. ¡Misión cumplida! Adelante; pruébalo.

La Sorprendente Sopa De Zanahorias Y Mijo

Ingredientes:

- ½ - 1 puñado de perejil fresco y cebollino
- 450-600 g de zanahorias
- 1 pizcas de pimienta de Cayena
- 2 clavos
- 1/2-1 cucharada de aceite de oliva virgen prensado en frío
- 1/2 -1 pizca de sal marina sin refinar
- 2 cebollas
- 60-90 g de mijo molido
- 3 tazas de caldo vegetal sin levaduras

Elaboración:

1. Junta todos los ingredientes en el mismo lugar.

2. Corta las cebollas en trozos pequeños o medianos y las zanahorias en juliana.

3. Despúes calienta un poco de aceite en una cacerola y sofríe la cebolla durante un par de minutos.

4. Añade las zanahorias y el mijo y saltea durante 13 minutos a fuego lento o medio.

5. Ya podemos proceder al siguiente paso más importante.

6. Añade el caldo vegetal, el clavo, la sal y la pimienta al gusto.

7. Sigue cocinando los ingredientes hasta que las zanahorias estén tiernas.

8. Queda una cosa por hacer.

9. Triturar todo con la batidora y volver a condimentar con

sal y pimienta si fuese necesario. Y ahora puedes servir la sopa en un cuenco y condimentarla con el perejil y el cebollino.

10. ¡Disfruta de esta simple y deliciosa sopa de zanahoria alcalina!

11. Huele el aroma que desprende, ya puedes servirla.

Receta Ultra Mega Grande

Ingredientes:

* Zumo de 1 lima
* Albahaca y sal marina al gusto
* 2 zanahorias
* 1/2-1 taza de arroz salvaje
* ½ -1 vaso de caldo vegetal
* 1/2 vaso de judías verdes
* Cilantro
* 1/2 pastilla de caldo de verduras
* 2 tazas de judías germinadas
* 1 vaso de pak choi
* 1 vaso brócoli

Elaboración:

1. Junta todos los ingredientes en el mismo lugar.
2. Corta todas la verduras en trozos pequeños (zanahorias,

pakchoi, brócoli, judías y germinados).

3. Luego cocínalas al vapor con caldo de verduras de modo que queden crujientes.
4. Ahora podemos proceder al siguiente paso importante.
5. Después, machaca en un mortero el cilantro y la pastilla de caldo de verduras.
6. Queda una cosa por hacer.
7. Es el momento de añadir el zumo de lima para aderezar.
8. Pon el arroz en un plato, añade las verduras y aliña con sal, albahaca y cilantro al gusto.
9. Aún nos queda algo por hacer.
10. Comerlo ⍰

Pasta Con Verduras Y Una Impresionante Salsa De Tomate Y Pimienta

Ingredientes:

- Sal marina sin refinar y pimienta al gusto
- 1 calabacín pequeño
- 1 dientes de ajo
- 2 cucharadas aceite de oliva con guindillas
- 3-4 hojas de albahaca
- 1/2-1 guindilla
- 500 g de pasta de verduras o de espelta
- 1-2 cebollas
- 300 g de tomates
- ½ taza de tomates secos

Elaboración:

1. Junta todos los ingredientes en el mismo lugar.

2. Cuece la pasta que hayas elegido.

3. Corta en dados los tomates, la guindilla y el calabacín. Pica la cebolla y el ajo.

4. Ahora podemos pasar al siguiente paso más importante.

5. Calienta aceite de oliva en una cacerola. Dora en este aceite la pimienta, la cebolla y el ajo.

6. Es el momento de echar el tomate y el calabacín y dejar cocinando durante 13 minutos aproximadamente.

7. Para terminar, la albahaca y salpimentar.

8. Queda una cosa por hacer.

9. Coloca la pasta en una fuente. Quedará mucho mejor cuando le pongas la salsa.

10. Siente el aroma y ya puedes servir.

Maravilla De Quinoa Y Fruta Para Desayunar

Ingredientes:

- ½ -1 taza de semillas de Chia
- ½-1 taza de nueces
- 2 cucharadas de azúcar de coco
- 2 cucharaditas de extracto de vainilla
- 1-2 cucharadas de canela
- 1 ½ -2 tazas de agua
- 1 tazas de cerezas deshuesadas y picadas
- 1/2-1 taza de arándanos azules
- 3-4 tazas de harina de avena
- 2-3 tazas de fresas troceadas
- 1/2 taza de harina de espelta
- ¾ taza de quinoa

Elaboración:

1. Junta todos los ingredientes en el mismo lugar.

2. Hierve la quinoa en un cazo tapado a fuego lento durante 20 minutos.
3. Ahora podemos pasar al siguiente paso más importante.
4. Pon en un cuenco la vainilla, los arándanos, la canela, el azúcar de coco, las semillas de chía y las nueces.
5. Queda una cosa por hacer.
6. Cuando la quinoa esté lista, añádele la mezcla anterior.
7. Puedes servirlo caliente o frío.
8. Queda una cosa por hacer.

Memorable Sopa De Calabaza Y Habichuelas Blancas Con Salvia

Ingredientes:

- 2 dientes de ajo
- 250-400 g de habichuelas blancas cocinadas
- 1 cucharadas de aceite de oliva virgen extra prensado en frío
- 1/2 cucharada de hierbas aromáticas
- 300 - 400 ml de agua
- 600-700 g de calabaza
- 1 cucharadas de salvia
- 2 cebollas
- 1-2 pizcas de sal marina sin refinar y pimienta
- 200-400 g de boniatos

Elaboración:

1. Junta todos los ingredientes en el mismo lugar.

2. Corta la calabaza y los boniatos a dados, corta la cebolla en juliana y pica el ajo, las hierbas y la salvia.

3. Ahora podemos pasar al siguiente paso más importante.

4. Saltea la cebolla y el ajo en un poco de aceite de oliva durante un par de minutos.

5. Incorpora el boniato, la calabaza, las hierbas y la salvia y saltea durante otros 5 minutos.

6. Queda una cosa por hacer.

7. Ahora puedes añadir el agua y cocinar alrededor de 30 a 40 minutos hasta que las verduras estén tiernas.

8. Finalmente, incorpora las habichuelas, la sal y la pimienta. Cocina unos 5 minutos y ya está listo.

9. Siente el aroma y sírvelo.

Magnífico Filete De Tofu

Ingredientes:
- 250-450 g de tofu firme
- 50-80 g de almendras molidas
- Zumo exprimido de ½ limón
- 3-4 cucharadas de aceite de oliva virgen extra prensado en frío
- ½ cucharadita de pimienta
- 1 cucharaditas de sal marina sin refinar
- Nuez moscada

Elaboración:
1. Junta todos los ingredientes en el mismo lugar.
2. Corta el tofu en tres filetes.
3. Ahora podemos proceder al siguiente paso más importante.
4. Pon las almendras molidas, la nuez moscada, la sal y la

pimienta en un cuenco y mézclalo todo bien.

5. Baña los filetes de tofu en el zumo de limón y rebózalos con la almendra en polvo.
6. Queda una cosa por hacer.
7. Pon aceite de oliva en una sartén y cocina los filetes de tofu hasta que queden crujientes.
8. Ya puedes servirlos acompañados de una rica y fresca ensalada.
9. Aún queda algo por hacer.

Ingredientes:

- Tus especias alcalinizantes favoritas (jengibre, comino, canela, cayena, curri...)
- Ajetes al gusto
- Una pizca de sal marina sin refinar
- 100 g de semillas de lino
- 50 g de tomates secados al sol
- Una pizca de pimienta
- 3 cucharadas de aceite de oliva virgen prensado en frío
- 200 g de semillas de girasol

Elaboración:

1. Lo primero de todo, junta todos los ingredientes en el mismo lugar.
2. Pon las semillas de girasol en remojo de 3 horas.

3. 4. Ahora podemos proceder al siguiente paso más importante.

4. Muele las semillas de lino.

5. Después de haber remojado las semillas de girasol, ponlas en una picadora y pica durante unos dos segundos.

6. Queda algo por hacer.

7. Pon todos los ingredientes en un cuenco y amásalos con las manos hasta que sientas que la masa tiene la consistencia correcta.

8. Añade agua y aceite de oliva si lo ves necesario.

9. Para terminar, ¡Hemos terminado! ¡A comer se ha dicho!

Sublimes Tortitas De Fruta

Ingredientes:
- ½ taza de harina
- 1 cucharadita de canela molida
- 1 manzanas rojas ralladas
- Aceite de olive
- 1/2 taza de leche
- Arándanos azules
- 1 kiwi pelado
- Yogurt bajo en grasa congelado
- 1 huevos batidos

Elaboración:
1. Lo primero de todo, junta todos los ingredientes en el mismo lugar.
2. Mezcla la harina y la canela en un recipiente.
3. Incorpora la leche, los huevos y la manzana hasta que quede muy cremoso.

4. Ahora podemos proceder al siguiente paso más importante.

5. Calienta un poco de aceite en una sartén y mantenla a fuego lento.

6. Es el momento de verter la masa en la sartén. Espárcela muy bien por toda la base de la sartén y cocínala durante unos dos minutos.

7. Queda algo por hacer.

8. Colócalas unas encima de otras formando una torre.

9. Sírvelas con yogurt, arándanos azules y kiwi.

10. Para terminar, ¡Hemos terminado! ¡A comer se ha dicho!

Sublime Crema Vegetal Para Untar

Ingredientes:

- Una pizca de sal marina sin refinar
- 1 una pizca de pimienta
- 2 cucharaditas de caldo vegetal en polvo o una pastilla
- 1 tomates
- 1 cucharaditas de hierbas aromáticas
- 1 pepino
- 1/2 taza de brotes de alfalfa
- 1 taza de brotes de habichuelas
- 1 aguacate
- Un puñado de semillas de girasol
- 3 cucharadas de zumo de limón
- Una penca de apio
- 1 cucharadas de aceite de oliva virgen extra prensado en frío

Elaboración:

1. Lo primero de todo, junta todos los ingredientes en el mismo lugar.
2. No haremos una crema de untar con la consistencia de un puré porque queremos encontrarnos con esos trocitos crujientes.
3. Si prefieres una crema de untar más cremosa, bátela hasta llegar a la consistencia que a ti te guste.
4. Ahora podemos proceder al siguiente paso más importante
5. Primero, cortaremos el tomate, el apio, el pepino y los brotes de alfalfa y de habichuelas en trozos muy pequeños.
6. Ponlos en un cuenco; es el momento de añadir las semillas de girasol y mezclarlo todo bien.

7. Ahora, ponemos el aguacate machacado, el zumo de limón, el aceite de oliva, la sal, el caldo vegetal, la pimienta y las hierbas aromáticas y remueve hasta obtener una pasta cremosa.

8. Queda algo por hacer.

9. Ahora deberías incorporar la crema de aguacate a las verduras y mezclar de nuevo hasta que los ingredientes queden bien repartidos e integrados en la crema.

10. Ponlo a enfriar en la nevera durante dos horas y media.

11. Huele el aroma y sírvelo.

Extraordinaria Crema Cruda De Trigo Sarraceno

Ingredientes:
- 3 dátiles
- Agua
- 1 cucharada de arándanos azules
- 1 - 2 tazas de copos de avena finos
- 3 cucharaditas de semillas de lino
- 1 cucharaditas de açai en polvo
- 3 cucharadas de agua
- 60-80 gramos de trigo sarraceno crudo
- 1 plátano

Elaboración:
1. Lo primero de todo, junta todos los ingredientes en el mismo lugar.

2. Pon los granos de trigo sarraceno, la avena, las semillas de lino y los dátiles en un recipiente y cúbrelo todo con agua templada. Déjalo reposar durante 3 horas.

3. Ahora podemos proceder al siguiente paso más importante.

4. A continuación, poner los ingredientes que han estado en remojo en una batidora junto con el plátano hasta obtener una textura cremosa.

5. Queda algo por hacer.

6. Pon los arándanos, el açai en polvo y el agua en un cazo y hiérvelo a fuego lento hasta que las bayas se abran y se forme una salsa espesa.

7. Sirve la crema en cuencos individuales y, para terminar, vierte por encima la salsa de arándanos.

8. Disfruta del aroma y del sabor.

Legendaria Ratatouille De Calabaza

Ingredientes:
- Una pizca de pimienta
- 1/2 taza de agua
- 2 cucharaditas de hierbas provenzales
- 3 cucharadas de aceite de oliva virgen extra prensado en frío
- Una pizca de sal marina sin refinar
- 250-450 g de tomates
- 2 cebollas grandes
- 1 dientes de ajo
- 200-400 g de calabaza
- 1 pimiento amarillo
- 1 pimientos rojos

Elaboración:
1. Lo primero de todo, junta todos los ingredientes en el mismo lugar.

2. Cortar la calabaza, el tomate y los pimientos en dados.
3. Haz lo mismo con la cebolla y el ajo.
4. Ahora podemos proceder al siguiente paso más importante.
5. Calienta un poco de aceite en un cazo y saltea la cebolla y el ajo durante un par de minutos.
6. Queda algo por hacer.
7. Incorpora la calabaza y el pimiento y sofríe durante 12 minutos.
8. Añade la taza de agua, el tomate y las hierbas, remueve bien y déjalo cocinando durante unos minutos más hasta que las verduras estén hechas, recuerda que no deben quedar blandas, mejor un poco crujientes.
9. Disfruta del aroma y del sabor.

Impresionante Pasta Con Verduras

Ingredientes:

- Sal marina y pimienta al gusto
- Un calabacín pequeño
- 1/2 guindilla
- 3-4 hojas de albahaca fresca
- 2 cucharadas de aceita de oliva virgen extra prensado en frío
- ½ -1 taza de tomates secados al sol
- 1 pimiento rojo pequeño
- 2 cebollas
- 300 g-450 g de pasta vegetal o de espelta
- 2 dientes de ajo
- 300g de tomates

Elaboración:

1. Lo primero de todo, junta todos los ingredientes en el mismo lugar.

2. Prepara la pasta según se indique en el paquete.
3. Corta los tomates, el calabacín y el pimiento rojo a dados y pica el ajo, la cebolla y la guindilla.
4. Ahora podemos proceder al siguiente paso más importante.
5. Calienta un poco de aceite de oliva en una sartén. Añade la cebolla, el pimiento, la guindilla y el ajo y saltea durante unos minutos.
6. Incorpora el calabacín y esos tomates tan estupendos y cocina de 10 a 15 minutos.
7. Queda algo por hacer.
8. Es el momento de poner la albahaca y condimentar con sal y pimienta.
9. Dispón la pasta en una fuente y vierte la salsa por encima.

10.	Para terminar, ¡Hemos terminado! ¡A comer se ha dicho!

Sorprendente Y Legendaria Ensalada De Patata

Necesita:

- Sal marina
- Entre 2 cucharadas de eneldo
- Zumo de un limón
- Un pequeño pimiento verde o rojo
- 650g de patatas nuevas o rojas
- 2 a 3 cucharadas de aceite de oliva extra virgen extraído en frío
- Entre 1 taza de coliflor
- ½ a 1 pepino
- 2c das. de mayonesa vegana
- Entre 1 y 2 cebollas rojas.
- 2 tazas de brócoli

Instrucciones:

1. Primero, junte los ingredientes

en un solo lugar.

2. Cueza las patatas hasta que estén ligeramente blandas.
3. Mientras tanto, cueza el brócoli y la coliflor por un par de minutos.
4. Ahora procedamos al paso más importante.
5. Cuando las patatas se enfríen, rebanelas y coloquelas en un tazón.
6. Añada el pimiento rebanado, la coliflor, brócoli, pepino, cebolla picada, eneldo y sal. Mezcle bien y aparte.
7. Ponga el zumo de limón, aceite de oliva y la mayonesa vegana en un tazón y mezcle hasta que obtenga un aderezo.
8. Ahora solo falta una cosa.
9. Combine con la ensalada de patata y mezcle suavemente. Deje reposar por un par de

horas para que la ensalada sea aún mejor.

10.   Añada más aderezo si es deseado.

11.   Disfrute el aroma, ahora puede servirse.

Necesita:

- Un poco de pimiento al gusto
- 500g de tofu firme
- ½-1 cda. de sal de mar o sal natural
- 2 cucharadas de aceite de olivavirgen
- 100g de cebolla
- 100g de pimiento verde

Método

1. Primero, junte todos los ingredientes en un solo lugar.
2. Parta el tofu, pimiento y cebolla en piezas pequeñas.
3. Ahora procedamos al paso más importante.
4. Vierta aceite en una sartén y

fría las cebollas y el pimiento
alrededor de 5 minutos.

5. En ese momento añada las
   piezas de tofu y fría por 10
   minutos más.
6. Ahora solo falta una cosa.
7. Añada la sal y la pimienta y
   mezcle bien.
8. Agregue algo de agua si la
   mezcla está muy seca.
9. Disfrute del aroma y sirva.

Icónico Sofrito Con Puerro Y Colinabo

Ingredientes

- 2 zanahorias medianas, rebanadas
- 1 colinabo con hojas, cortado
- 1 tallo grande de puerro, rebanado
- 2 cucharadas de tomillo
- ½ a 1 litro de caldo de vegetales
- Una cebolla mediana, triturada
- Sal marina y pimienta fresca al gusto
- Llantén menor y diente de león, triturados
- 2 pequeñas coles de Milán, cortado
- 3 - 4 patatas medianas, cortadas en cubos
- 1 cucharadas de mantequilla

Cómo preparar:

1. Primero, junte todos los ingredientes en un solo lugar.
2. Cocine la cebolla en una sartén con mantequilla hasta dorar.
3. Ahora procedamos al paso más importante.
4. Añada los demás vegetales, y mezcle en el caldo.
5. Ahora solo falta una cosa.
6. Cubra y hierva a fuego medio alto por 10 minutos, revolviendo ocasionalmente.
7. Sazone al gusto con tomillo, sal y pimienta, con el llantén menor y diente de león al final.
8. Sirva caliente
9. ¡A comer!

Místico Rostizado De Calabaza Y Quinoa Con Calabacín

Ingredientes:

- 1 cucharadas de pesto
- 1/2 cucharada de pimienta
- 4 - 5 calabacines, rebanados
- 1/2 a 1 cda. de canela
- 1/2 a 1 taza de quinoa cocida
- 500 ml de Calabaza cortada en trozos grandes
- 2 cucharadas de aceite de oliva
- 1 limones
- 2 cebollas rojas, corte en rodajas
- Pequeño manojo de perejil triturado

El método de preparación:

1. Primero, junte todos los ingredientes en un solo lugar.

2. Caliente el horno a 300 grados Celsius.
3. Añada la calabaza y la cebolla roja con aceite de oliva.
4. Ahora procedamos al paso más importante.
5. Combine la canela y la pimienta molida
6. Rostice por 30 minutos hasta que la calabaza quede tierna.
7. Saltee los calabacines a fuego lento en una sartén.
8. Ahora solo falta una cosa.
9. Remueva la calabaza y las cebollas del horno y añada los calabacines, quinoa, perejil y pesto.
10. Sirva en tazones.
11. ¡A comer!

Linda Pasta De Quinoa Con Una Fantástica Salsa De Tomate Y Alcachofa

Ingredientes

- Una pizca de pimiento rojo
- 1 cucharadas de aceite de oliva extra virgen extraído en frío
- 2 dientes de ajo
- 1 oz. (28g) de piñón
- 2 a 3 cucharadas de albahaca fresca
- 90 a 100 gr de tomate fresco
- 1 cebolla mediana
- 1/2-1 cucharadas de sal marina orgánica
- 100 - 150gr. de quinoa o pasta de espelta
- 1 a 2 cucharadas de caldo de verduras
- 150 a 200 grde corazón de

alcachofa fresca o congelada

Cómo preparar

1. Primero junte los ingredientes en un solo lugar.
2. Cueza la alcachofa hasta que quede tierna.
3. Cocine la pasta según sus instrucciones.
4. Ahora procedamos a lo más importante.
5. Corte el tomate en cubos, y después corte la cebolla, ajo y albahaca en piezas pequeñas o medianas.
6. Caliente 2 cdas. de aceite de oliva en una sartén y sofría el piñón, cebolla y ajo por un par de minutos.
7. Ahora añada los tomates y los corazones de alcachofa (cocidos) y sofría por 5 minutos más.

8. Disuelva el caldo de vegetal en media taza de agua y combine en la sartén.

9. Ahora deje hervir a fuego lento por 3 minutos más, revuelva ocasionalmente.

10. Ahora solo falta una cosa.

11. Añada la albahaca y sazone con pimiento rojo y sal.

12. Rocíe la salsa sobre la pasta cocida.

13. Disfrute del aroma y sirva.

Legendario Sofrito (Vegano) Con Leche De Coco

Ingredientes:

- 1/2 cdas. de jengibre
- Tus hierbas frescas favoritas
- Un pimiento rojo
- 1 pimiento verde
- 1 a 1 ½ tazas de leche de coco fresca
- Un poco de sal marina y pimienta
- ½- 1cucharadas de curry en polvo
- 2 tomates
- 300– 500ml de fideos soba
- 200 gramos de judías verdes
- 200 a 400 gr de tofu firme
- 2 cdas. de aceite de oliva extra vírgen
- 3 calabacines medianos

Instrucciones:

1. Primero, junte todos los ingredientes en un solo lugar.
2. Cocine los fideos según las instrucciones del paquete.
3. Corte los calabacines, tomates, pimientos, judías y pique el tofu.
4. Ahora procedamos al paso más importante.
5. Caliente el aceite de oliva en una sartén y sofría el tofu un poco.
6. Añada los calabacines, pimientos, judías y sofría por un tiempo.
7. Ahora añada el tomate, la leche de coco y cocine revolviendo bien.
8. Ahora solo falta una cosa.
9. Condimente con sal y pimiento, curry en polvo, jengibre y

hierbas.

10.   Ahora sirva el sofrito de vegetales con los fideos.

11.   Disfrute del aroma y sirva.